敬慎山房导引图

程宝书 王 鸿 刘贯宇◎整 理

中国健康传媒集团
中国医药科技出版社

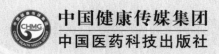

内容提要

导引是中国古代一种强身除病的养生方法。为了弘扬导引之法，使这种濒临失传的疗法得以继承和发扬，让更多的民众免除病痛之苦，特将《敬慎山房导引图》进行整理，彩图部分重新着色，使之焕然一新，更臻精美。

本书介绍了24种导引健身、疗病方法，简单实用，经济便捷，易学易会，堪称医病的妙法。

图书在版编目（CIP）数据

敬慎山房导引图／程宝书，王鸿，刘贯宇整理．— 北京：中国医药科技出版社，2022.9

ISBN 978-7-5214-3387-6

Ⅰ．敬…　Ⅱ．①程…②王…③刘…　Ⅲ．导引—图解　Ⅳ．R247.4-64

中国版本图书馆CIP数据核字（2022）第162375号

美术编辑　陈君杞

版式设计　锋尚设计

出版　**中国健康传媒集团｜中国医药科技出版社**

地址　北京市海淀区文慧园北路甲22号

邮编　100082

电话　发行：010-62227427　邮购：010-62236938

网址　www.cmstp.com

规格　710×1000mm

印张　$3\frac{3}{4}$

字数　40千字

版次　2022年9月第1版

印次　2022年9月第1次印刷

印刷　北京盛通印刷股份有限公司

经销　全国各地新华书店

书号　ISBN 978-7-5214-3387-6

定价　28.00元

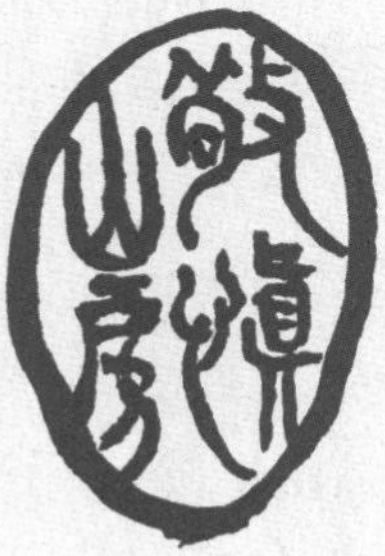

前言

导引，是中国古代一种强身除病的养生方法，以主动的肢体运动配合呼吸或自我按摩进行身体锻炼。《庄子·刻意》中说："吹呴呼吸，吐故纳新，熊经鸟伸，为寿而已矣。此道引之士，养形之人，彭祖寿考者之所好也。"晋·李颐注云："导气令和，引体令柔。"意思是通过调整呼吸使脏腑经络之气和顺，通过肢体运动使人体动作灵便柔和。

远古时代，导引就作为一种治疗疾病的方法被广泛应用。《黄帝内经·素问·异法方宜论》中记载："其病多痿厥寒热，其治宜导引按跷。"《黄帝内经太素》杨上善注曰："导引，谓熊经鸟伸、五禽戏等。近愈痿躄万病，远取长生久视也。"进一步说明导引不仅能治病，而且能健身。导引所包括的内容很广，晋·葛洪《抱朴子·别旨》中说："或伸屈，或俯仰，或行卧，或倚立，或踯躅，或徐步，或吟，或息，皆导引也。"指出人体主动的肢体运动、自主的呼吸调节，都属于导引的范畴。马王堆帛书《导引图》绘有导引姿式40余种，隋·巢元方《诸病源候论》中载有导引法260余条。由此可见，古人对导引是十分重视的，早就将其列入中医疗法之中。

《敬慎山房导引图》书成于清代，作者署名为敬慎山房（又为敬春山房）。全书共24页，介绍了24种导引健身、疗病的方法，简单实用，经验便捷，易学易会，人人能作，堪称是医病之妙法、健身之宝筏。每页绘有一导引图，色彩艳丽，线条优美，活灵活现，栩栩如生，真像是一张张美妙绝伦的工笔画。每图上方有行楷书写的说明文字，工整秀丽，言简意赅，首章尾印，错落有致，又像是一幅幅精美的书法作品。绘画与书法合而为一，不仅有很高的实用价值，而且有较高的艺术欣赏价值。故余珍而宝之，拟整理出版，以飨读者。但因诊务繁忙，琐事缠绕，多年来一直无法付诸实践，常令我惴惴不安。几十年倏然而逝，余“老冉冉其将至”，此珍本宝书仍然尘封金匮，束之高阁。余仍私而密之，独享其用，有悖于古人著书之旨，岂非余之过欤？每忆及此，总会产生一种内疚感，让我难以平静。于是痛下决心，加紧工作，终于付梓印刷，了却了夙愿。

健康是福，这是一条放之四海而皆准的真理。古往今来，芸芸众生，孜孜汲汲，唯名利是图，附炎趋势，唯金钱是瞻。透支体能，糟践身体，追名逐利，营略财物，待到疾病缠身，呻吟床第，死神威逼，方叹追悔莫及。《敬慎山房导引图》正是作者怀博爱之心，揣拯民之意，承古创新，绘制出来的健身图谱。为了弘扬导引之法，使这种濒临失传的疗法得以继承和发扬，让更多的民众免除病痛之苦，同登寿域之堂，近日我再次对原书中的说明文字进行了标点、注释和今译，为方便读者阅读理解增加了标题，并请画家王鸿女士照原图进行临摹绘画，去除了原图中霉变的部分，重新着色，使之焕然一新，更臻精美。

但愿此书的出版能为导引法的普及和推广起到促进的作用，为民众的健康事业做出应有的贡献。

程宝书

2022 年 6 月

目录

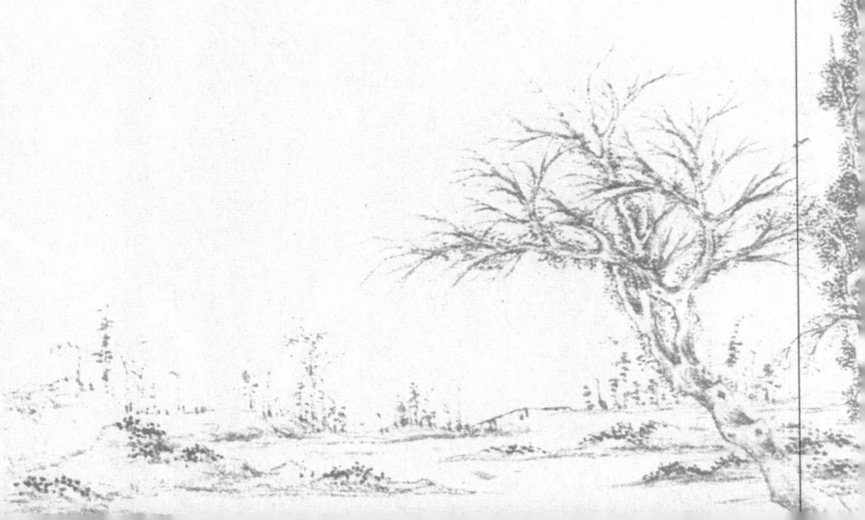

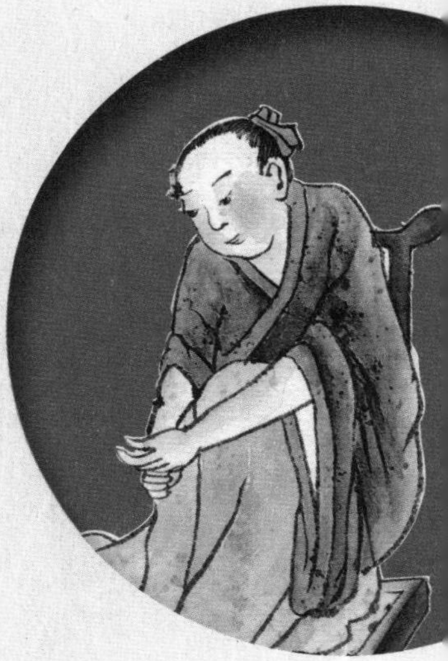

或問血氣如何
曰宜於睡卧時
仰體一手按三
焦火一手按泥
丸宮依次而運
則精神氣血充
溢諸病自退

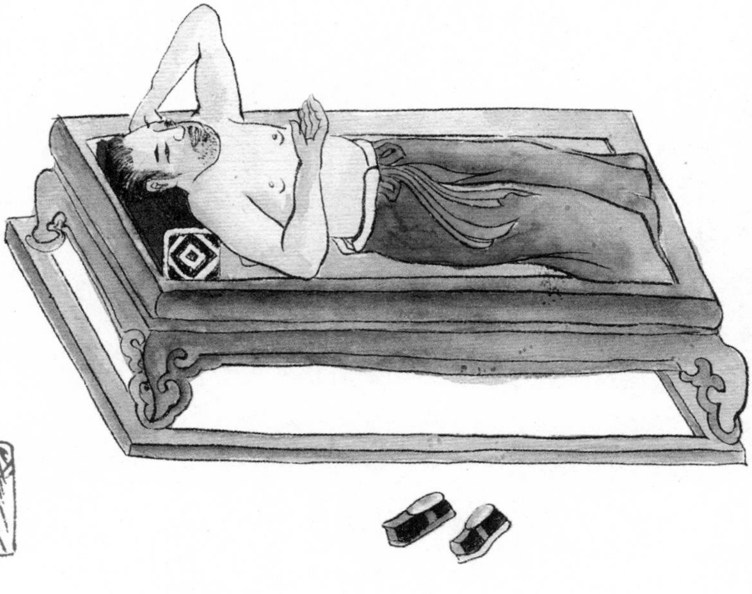

原文

或问："血气[①]如何?"曰："宜于睡卧时仰体，一手按三焦火[②]，一手按泥丸宫[③]，依次而运，则精神气血[④]充溢，诸病自退。

译文

有人问："人的血气如何用导引法进行调理?"答："宜于在临睡时身体仰卧，一只手按摩胸部，一只手按摩头顶，依次按压（左手按一下，右手按一下），就会使人的精神振奋，气血充盈，各种疾病自然痊愈。"

注释

①血气：《灵枢·决气》中说："中焦受气取汁，变化而赤，是谓血。"《灵枢·本脏》中说："血和则经脉流行，营覆阴阳，筋骨劲强，关节清利矣。"血为人体流质之一种，灌注动静脉之中，营养身体各部。

②三焦火：两乳连线的中点部位。

③泥丸宫：《普济本事方》中说："泥丸即顶心是也，名百会穴。"指头顶正中部位，两耳尖连线与头部正中线的交会处。

④精神气血：《灵枢·本脏》中说："人之血气精神者，所以奉生而周于性命者也。"

或問欲融會正氣如何曰宜閉息瞑目正坐以兩手抱雙膝左右盡力而默運其氣從小便而出乃能脱體自得仙道耳

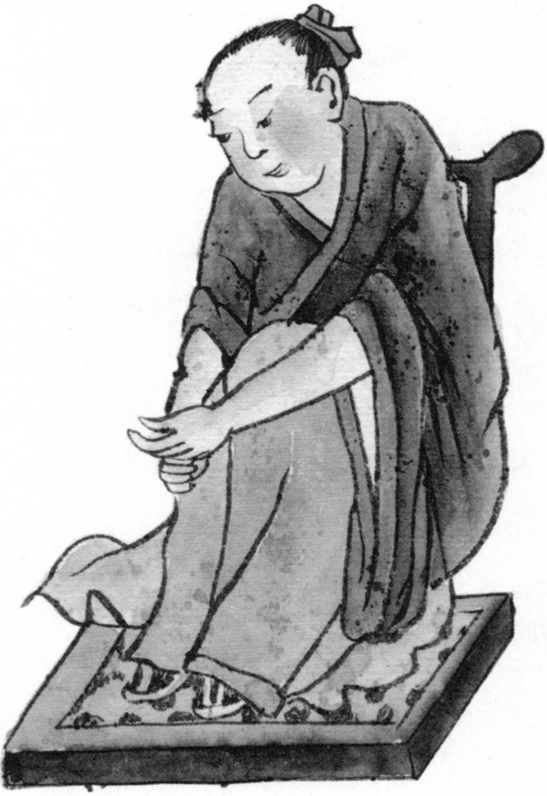

原文

或问："欲融会正气[①]如何？"曰："宜闭息瞑目正坐，以两手抱双膝，左右尽力而默运其气，从小便而出，乃能脱体[②]自得仙道[③]耳。"

译文

有人问："想要让人的元气融会贯通，如何用导引法进行调理？"答："应闭住呼吸，闭目正坐，用两手抱双膝，左右手用力的同时用意念默默地运动元气，使之从小便而出，就能摆脱凡体，自然而然地走上长生不老的道路。"

注释

①正气：指人身的元气。《灵枢·决气》中说："上焦开发，宣五谷味，熏肤，充身，泽毛，若雾露之溉，是谓气。"人得五谷之养，血脉充盈，百骸受泽，于是元气充足于周身，九窍毛孔，皆为气所出入之处，最主要的是指口鼻的呼吸。

②脱体：在意念上脱离凡体。

③仙道：成仙之道，实指长生不老之道。

或問理瘀血如何曰宜立反兩手拳捶背四十九叩齒四十九能散精腫而血貫通然

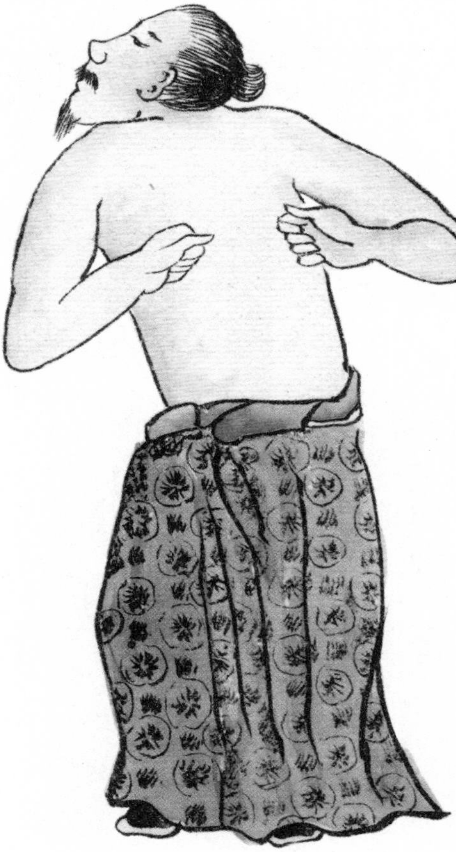

原文

或问："理瘀血[①]如何？"曰："宜立，反两手，拳捶背四十九，叩齿[②]四十九，能散精肿[③]而血贯通然。"

译文

有人问："瘀血为患，如何用导引法进行治疗？"答："宜站立，反背两手，用拳捶背四十九下，叩齿四十九下，能消除因瘀血停滞而产生的肿胀，使血脉贯通。"

注释

①瘀血：又叫蓄血，血液瘀结不行也。《金匮要略·惊悸吐衄下血胸满瘀血病脉证治》中说："病人胸满，唇痿，舌青，口燥，但欲漱水不欲咽，无寒热，脉微大来迟，腹不满，其人言我满，为有瘀血。"

②叩齿：上下牙有节奏地撞击，有固齿健身之效。

③精肿：因精血停滞而产生的肿胀。

或問失力如何曰宜正坐使兩拳於左右盡力按膝而運叩齒咽液能補神氣力無不足者也

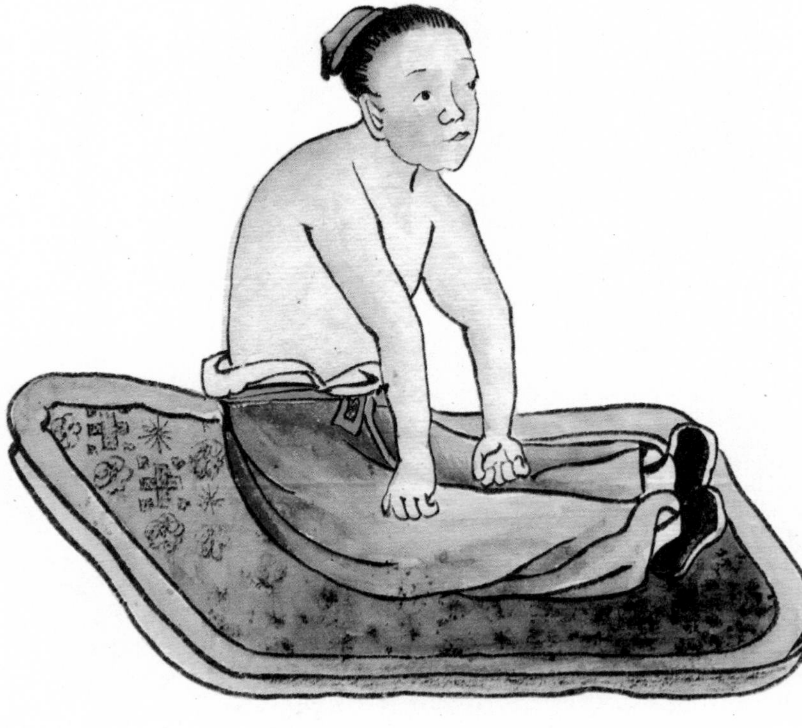

原文

或问："失力[①]如何？"曰："宜正坐，使两拳于左右尽力按膝而运，叩齿咽液[②]，能补神气，力无不足者也。"

译文

有人问："人的气力不足，如何用导引法进行调理？"答："宜正坐，用两拳分别使劲按压左右膝盖，不断活动，同时叩齿，将口中溢出的唾液咽下。这样做，能补神益气，人的气力就不会不足了。"

注释

①失力：即脱气。《金匮要略·血痹虚劳病脉证并治》中说："脉沉小迟，名脱气。其人疾行则喘喝，手足逆寒，腹满，甚则溏泄，食不消化也。"

②咽液：将口中溢出的唾液咽下。

或問虛弱如何
曰宜屏氣跪坐
虎視其目以兩
手托後俟氣足
叩齒咽液能健
脾補腎

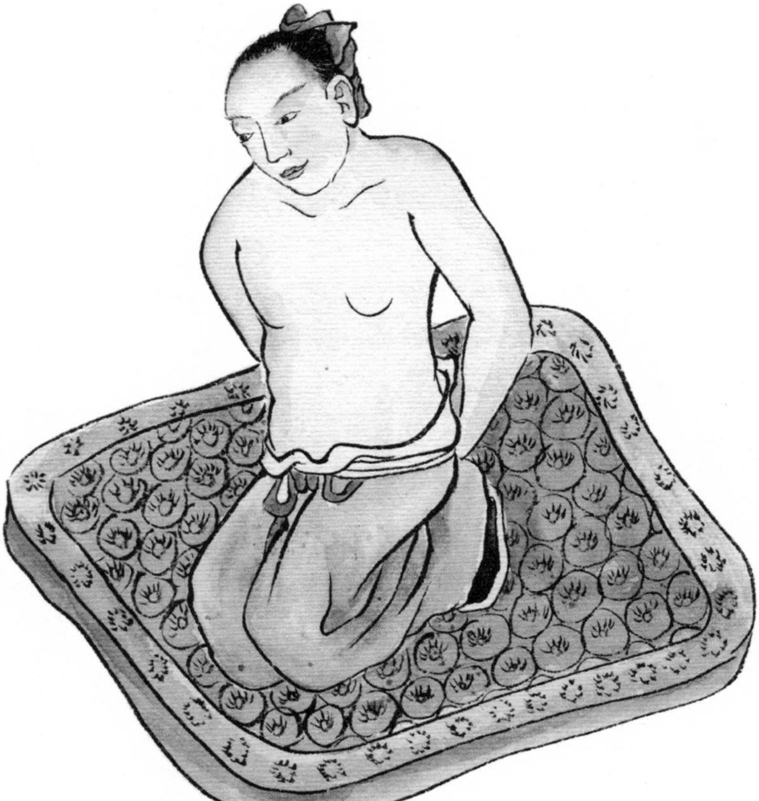

原文

或问："虚弱[①]如何?"曰："宜屏气跪坐，虎视其目，以两手托后，俟[②]气足，叩齿咽液，能健脾补肾。"

译文

有人问："人体气血虚弱，如何用导引法进行调理?"答："宜屏住呼吸，双目圆睁，如虎视眈眈，用两手托于背后，等待元气充足，叩动牙齿，将口中津液徐徐咽下。这种方法能健脾补肾。"

注释

①虚弱：指气血不足引起的身体虚弱。

②俟：音 sì，等待。

或問欲養元真如何曰宜仰卧挽右手攀左足伸左手按右臂法而運則其丹自足返老還童也

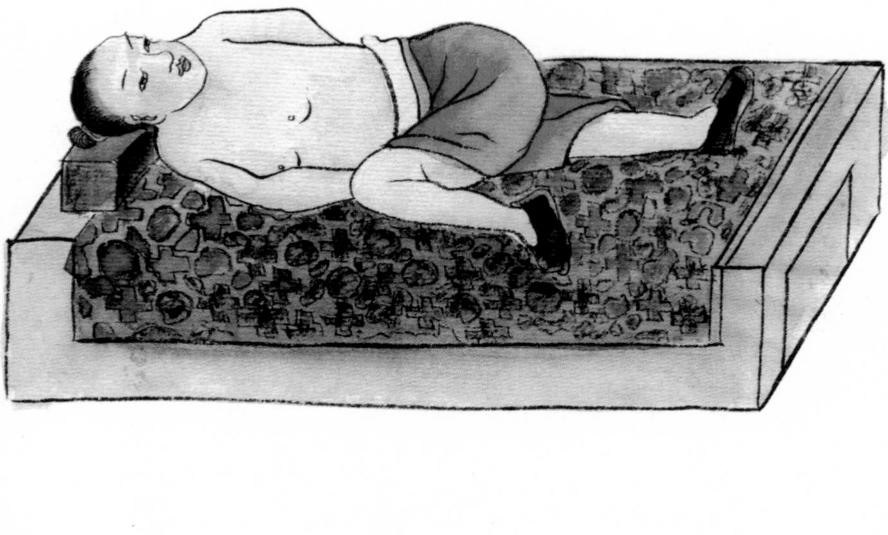

原文

或问："欲养元真[①]如何？"曰："宜仰卧，挽右手攀左足，伸左手按右肾法而运，则其丹[②]自足，返老还童也。"

译文

有人问："想要保养人体的元真之气，怎样用导引进行调理？"答："宜仰卧，伸右手攀左足，伸左手按右肾，依法按摩，那么，精气自足，能获返老还童之效。"

注释

①元真：犹言正气、元气、真气也。《灵枢·刺节真邪》中说："真气者，所受于天，与谷气并而充身者也。"

②丹：精气。

或問欲養正氣如何曰宜穿膝坐手纍按脛忘言忘怒忘樂閉息默運叩齒氣足而止則心自正諸欲可戒

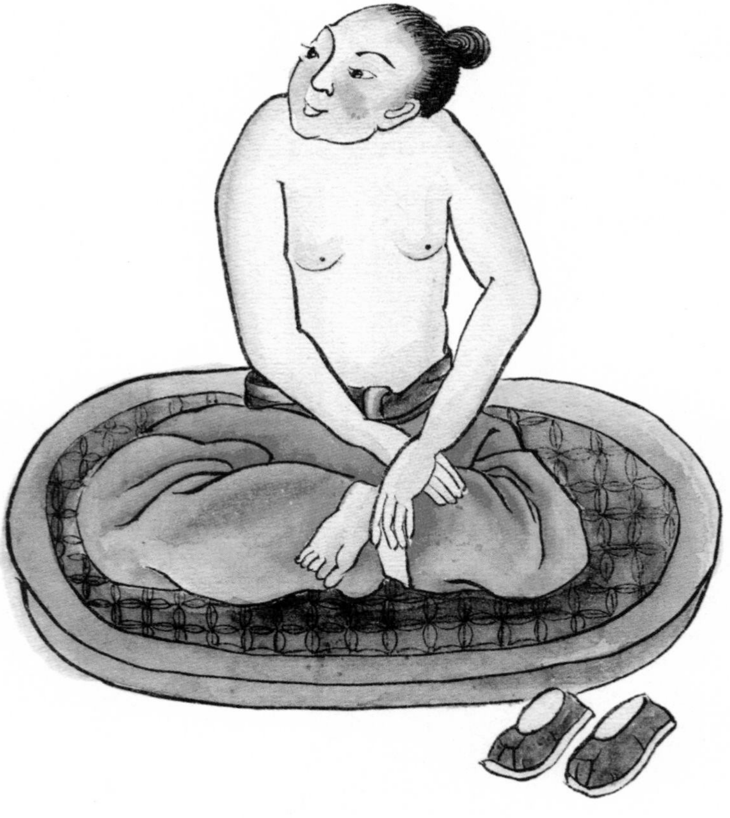

原文

或问："欲养正气[①]如何？"曰："宜穿膝坐，手累[②]按胫，忘言，忘怒，忘乐，闭息默运，叩齿，气足而止，则心自正，诸欲可戒。"

译文

有人问："想要养护人体的正气，怎样用导引法进行调理？"答："宜穿膝而坐，双手不断地按压胫部，心中什么也不想，忘掉所说的话语，忘掉愤怒的事情，忘掉欢乐的时刻，闭住呼吸默默地运气，同时叩齿，等待全身正气充足再停止导引，这样就能够自然地做到心怀清正，各种欲望都可戒除。"

注释

①见第 4 页注释①。

②累：不断、反复。

或問腹痛如何
曰宜平立以兩
手按腹摩三焦
而運氣徐行百
步叩齒三十六
則氣和不及矣

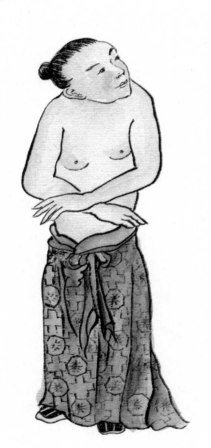

原文

或问："腹痛[1]如何？"曰："宜平立以两手按腹，摩三焦[2]而运气，徐行百步，叩齿三十六，则气和不及[3]矣。"

译文

有人问："人患有腹痛病，怎样用导引法进行治疗？"答："宜平立用两手按压腹部（压痛点），再按摩三焦部位，同时不断运气，慢慢地行走百步，叩齿三十六下，那么就会使人体内气血平和，腹痛若失。"

注释

①腹痛：病名。《素问·气交变大论》中说："岁土太过，雨湿流行……民病腹痛。"《素问·举痛论》中说："寒气客于小肠，小肠不得成聚，故后泄腹痛矣。"

②摩三焦：按摩上、中、下三焦部位。《难经·三十一难》中说："三焦者，水谷之道路，气之所终始也。上焦者，在心下，下膈，在胃上口，主内而不出。其治在膻中，玉堂下一寸六分，直两乳间陷者是也。中焦者，在胃中脘，不上不下，主腐熟水谷，其治在脐傍。下焦者，当膀胱上口，主分别清浊，主出而不内，以传导也，其治在脐下一寸。"

③不及：应为"不疾"，指没有疾病。

或問欲理腰疾
如何曰宜平立
以兩手摩腎經
命門百下復伫
一節在於腰間
運其氣則痛愈
並治腰痛疝氣

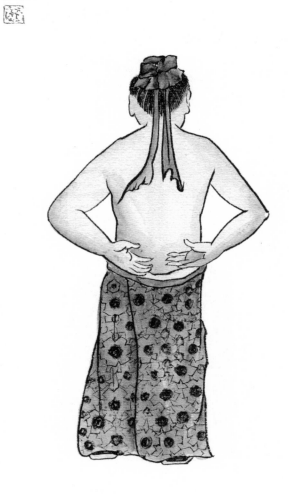

原文

或问："欲理腰疾[1]如何？"曰："宜平立，以两手摩肾经命门[2]百下，复伩一节在于腰间，运其气则痛愈，并治腰痛、疝气[3]。"

译文

有人问："腰部疾患，怎样用导引法进行治疗？"答："宜平立用两手按摩肾经的命门穴一百下，再将两手按于腰间，默运其气，疼痛便会停止，用这种方法还能够治疗腰痛、疝气等病。"

注释

①腰疾：指各种腰部疾病，如腰痛、疝气等。

②命门：穴位名，在十四椎下，属督脉。

③疝气：病名。睾丸连少腹急痛，或有形或无形，或有声或无声。《素问·长刺节论》中说："病在少腹，腹痛不得大小便，病名曰疝。"

或問頭暈目眩如何曰宜盤膝坐以兩手掩耳運片時擊項後四十九叩齒四十九主散風氣理頭目之虞

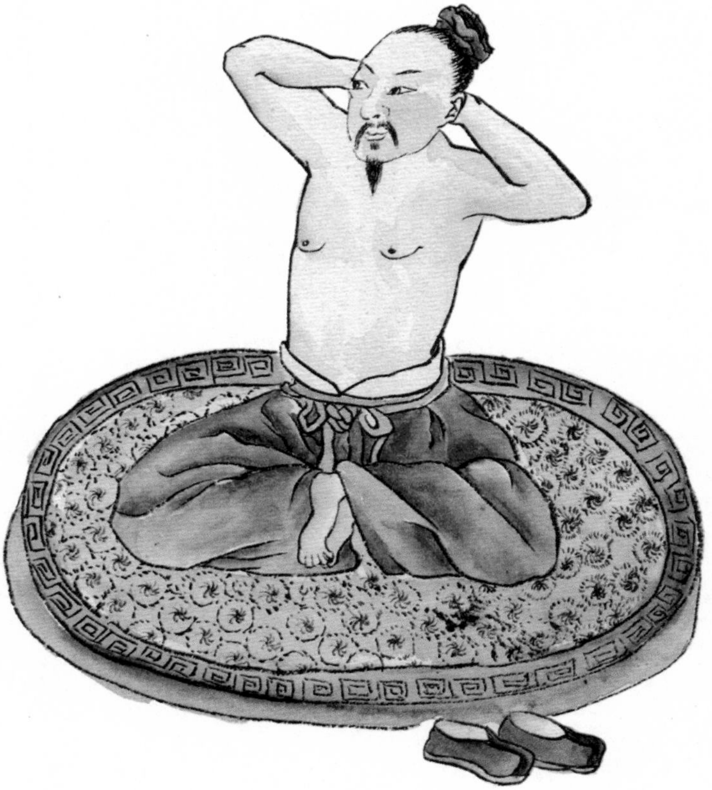

原文

或问："头晕目眩[1]，如何?"曰："宜盘膝坐，以两手掩耳，运片时，击项后四十九，叩齿四十九，主散风气，理头目之虞[2]。"

译文

有人问："头晕目眩的病症，如何用导引法进行治疗?"答："宜盘膝而坐，用两手掩耳，运气片刻，敲击项后四十九下，叩动牙齿四十九下，这样做能散风邪，治疗头目的疾病。"

注释

①头晕目眩：病症名，又叫做眩晕，头目昏眩而晕厥也。此症属虚者十之八九，属于痰水者十之一二。原其所由，则有劳倦过度而致者，有饥饱失时而致者，有呕吐伤上而致者，有泄泻伤下而致者，有大汗亡阳而致者，有触目惊心而致者，有焦思不释而致者，有被殴被辱而致者，有悲哀痛楚大叫大呼而致者。此皆伤其阳中之阳也。

②虞：本意是指忧患，这里指疾病。

或問欲諸經却病如何曰宜反身而卧以被纏體露其手足額則金木水火土位定而精神氣之本固矣

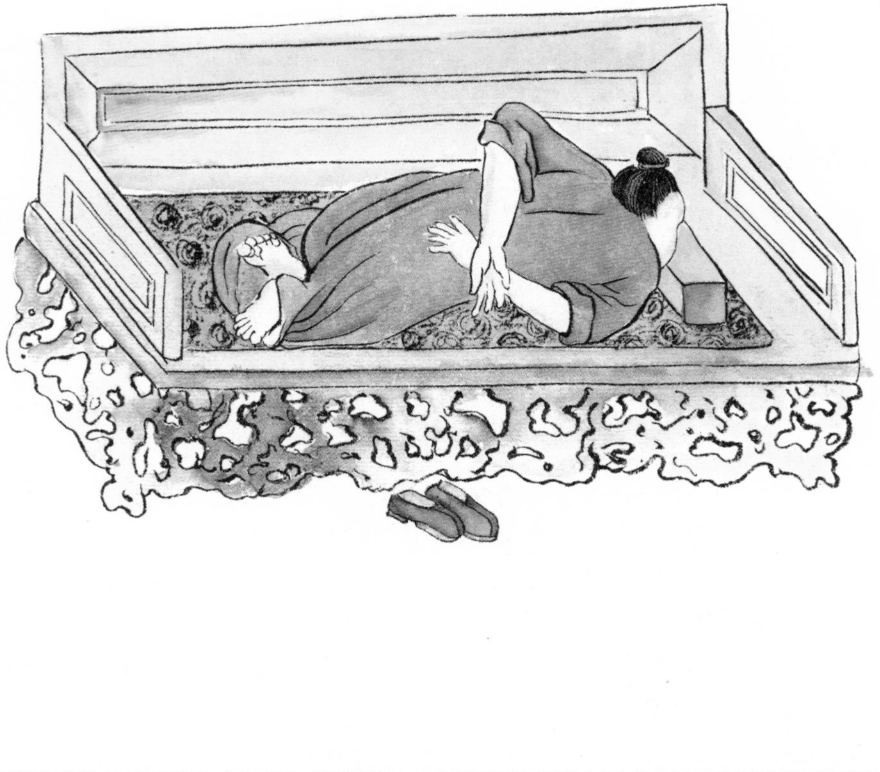

原文

或问："欲诸经却病[1]如何？"曰："宜反身而卧，以被缠体，露其手足额，则金木水火土[2]位定，而精神气[3]之本固矣。"

译文

有人问："想要祛除各经络的病症，如何运用导引之法？"答："宜反身而卧，用被子缠住身体，露出手、足和额部，那么，肺、肝、肾、心、脾五脏位置安定，产生精、神、气的本源牢固，各经之病自除。"

注释

①诸经却病：诸经，指十二正经和奇经八脉。却病，指祛除疾病。

②金木水火土：指五脏，肺、肝、肾、心、脾。

③精神气：《灵枢·本脏》中说："人之血气精神者，所以奉生而周于性命者也。"

或問諸欲既難戕性敢問養心如何曰屏氣虎視以一手托臂絶非禮之思默運片時能清心寡欲而得仙道者也

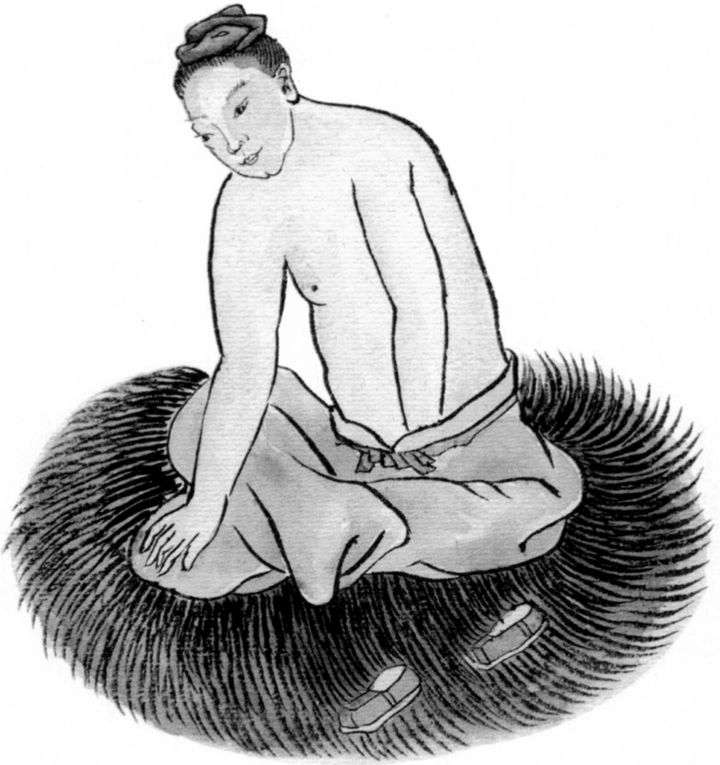

原文

或问："诸欲[1]既难戕性[2]，敢问养心如何？"曰："屏气虎视，以一手托肾，绝非礼之思[3]，默运片时，能清心寡欲而得仙道者也。"

译文

有人问："各种欲望要使之难以损害人的性命，应如何用导引法保养心态？"答："屏住呼吸，睁大眼睛如虎视眈眈，用一只手托住睾丸，断绝不合道德规范的思想，默默地运气片刻，能清心寡欲成为获得仙道（长生不老）的人。"

注释

①诸欲：各种欲望，如食欲、性欲、名欲、利欲等。

②戕性：损害人的性命。

③非礼之思：不符合道德规范的思想。

或問身之虛弱
如何曰宜仰卧
以兩手抱雙膝
左右盡力依法
而卧則氣充榮
而病却延年氣
自壯矣

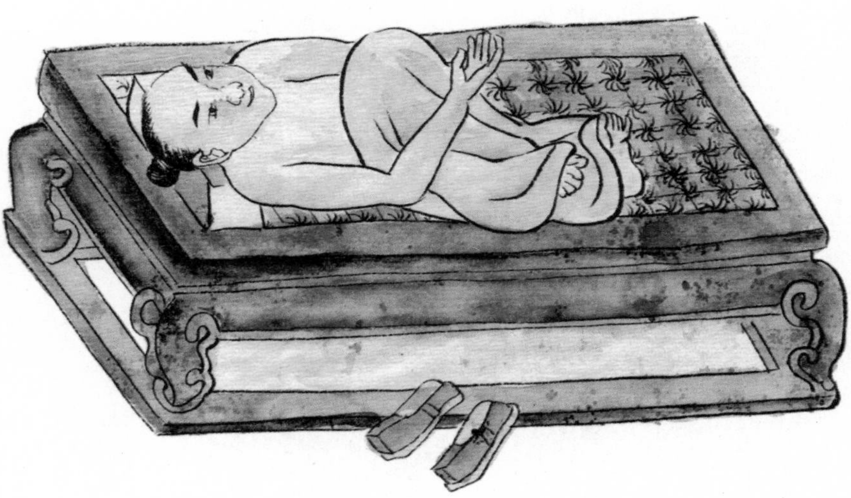

原文

或问："身之虚弱[1]如何？"曰："宜仰卧，以两手抱双膝，左右尽力。依法而卧，则气充荣而病却延年，气自壮矣。"

译文

有人问："人的气血虚弱，如何用导引法进行调理？"答："宜仰卧，用两手抱双膝，左右手尽量用力抱紧。然后按常法肢体放松睡卧，人体就会气血充盈，祛除疾病，延年益寿，这样人体的正气自然而然地就强壮了。"

注释

①虚弱：指气血虚弱。气虚，犹言气少，因血分无气也。《素问·通评虚实论》中说："气虚者，肺虚也。"此证多因饮食不均，或操劳过度，致脾肺两亏，气衰火旺，呼吸少气，动作喘乏，面色皖白，目无精采，懒于言语，自汗心烦，四肢困热，脉弦而濡大，或沉微无力。血虚，《素问·调经论》中说："气之所并为血虚。"此证多由房劳思虑伤心神所致。男子则吐血泻血，妇人则产后崩漏，或失道妄行，以致目花头晕，朝凉暮热，皮肤甲错，面白无色，脉细无力，甚或成干血痨。脉多弦而微，甚或涩而微。

或問氣不能舒如何曰正立權謹兩手擎止徐行百步閉息叩齒以運氣足遂止其鬱結之患而自釋矣

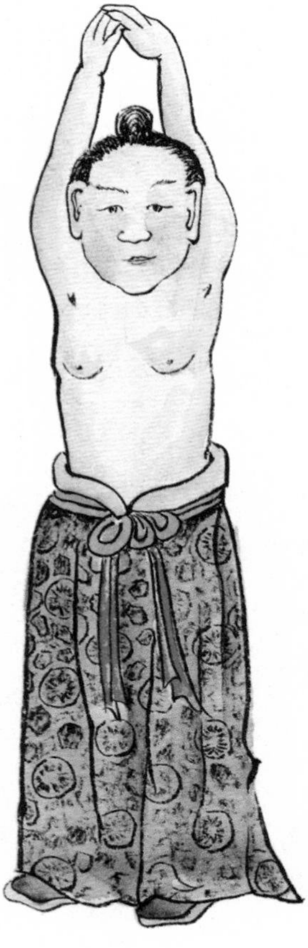

原文

或问："气不能舒[①]如何？"曰："正立，权谨两手擎止[②]，徐行百步，闭息叩齿以运，气足遂止，其郁结之患[③]而自释[④]矣。"

译文

有人问："人的精气郁滞不能疏通，如何用导引法进行调理？"答："正身站立，交叉两手上擎，慢慢地走百步，屏住呼吸一边叩齿，一边运气，等待气足之后停止，气滞的各种症状就会自然而然地消失。"

注释

①气不能舒：精气郁滞，不能疏通。

②擎止：应为擎上，指两手上擎。

③郁结之患：指气结而不舒的症状。《素问·至真要大论》中说："诸气膹郁，皆属于肺。"

④自释：自然消失。

或問欲止勞嗽如何曰宜蹲踞以兩手按於腦後閉息瞑目運其氣至膀胱穴鳴則火性歸水而嗽自可止矣

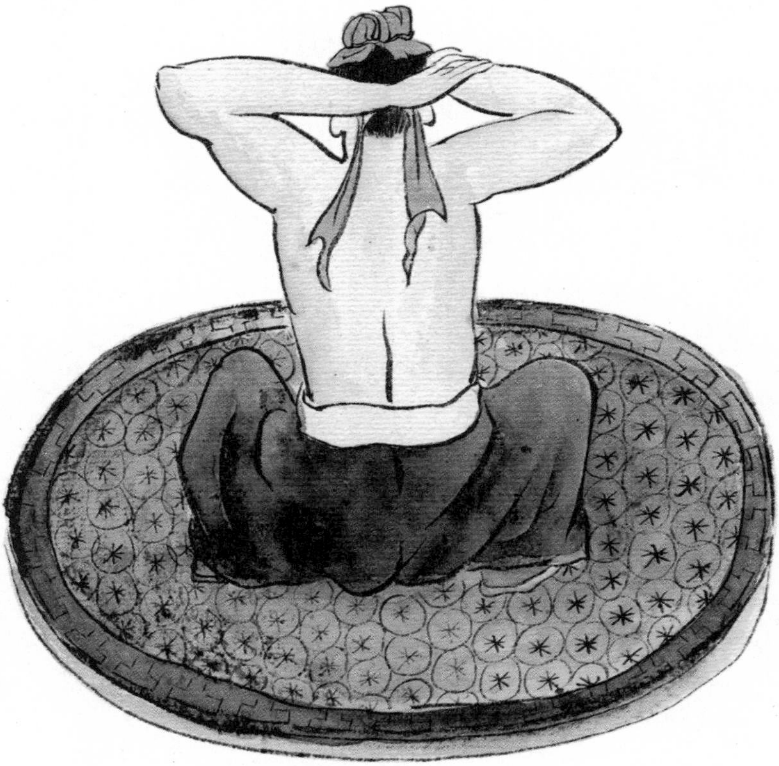

原文

或问："欲止劳嗽[1]如何?"曰："宜蹲踞，以两手按于脑后，闭息瞑目，运其气至膀胱穴[2]，鸣则火性归水[3]，而嗽自可止矣。"

译文

有人问："想要治疗虚劳咳嗽，如何使用导引法?"答："宜蹲踞，用两手按于脑后，屏住呼吸，闭上眼睛，运气到膀胱穴，腹中鸣响，那么过剩的心火就会归于肾水，咳嗽就会自然而止。"

注释

①劳嗽：虚劳咳嗽的简称，此证由肺脏损伤所致，声怯而槁，先急后缓，或早甚，或暮甚，痰清气少而喘乏。

②膀胱穴：经穴名，属足太阳膀胱经，在十九椎下，两旁各去脊一寸五分。

③火性归水：按照五行学说，心属火，心火盛，烁伤肺（金），发为劳嗽。肾属水，肾与膀胱相表里，过剩的心火归于肾水，水火既济，咳嗽可愈。

或問欲煉元神如何曰宜屏氣瞑目穿膝坐伸兩手上擎左右舉力六七度叩齒咽液自無虛弱之患

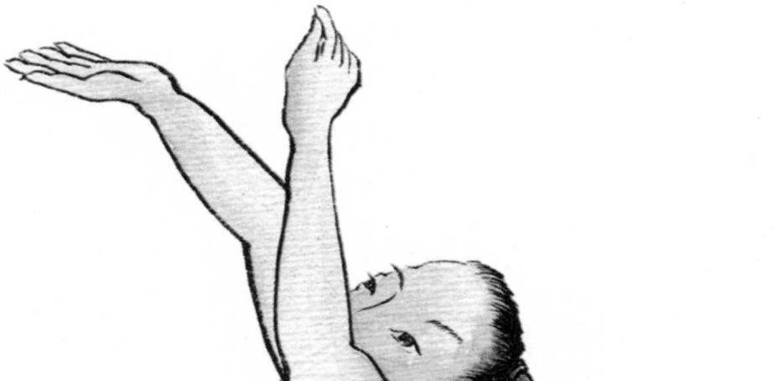

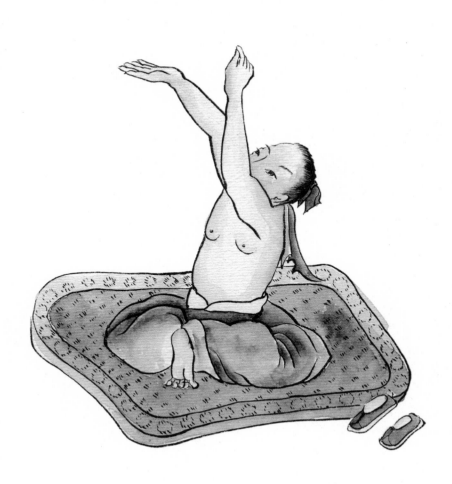

原文

或问："欲炼元神[①]如何？"曰："宜屏气瞑目，穿膝坐，伸两手上擎，左右举力六七度，叩齿咽液，自无虚弱之患。"

译文

有人问："想要增强人体的血气精神，如何使用导引法？"答："宜屏闭呼吸，闭上眼睛，穿膝而坐，伸出两手上擎，左右用力上举六七次，同时叩动牙齿，咽下口中津液，坚持这样做，自无身体虚弱的忧患。"

注释

①元神：指人的血气精神。《灵枢·本脏》中说："人之血气精神者，所以奉生而周于性命者也。"

或問欲養血脉如何曰宜平立徐步以兩手左右舞兩足左右蹈運片時叩齒三十六養血瘳手足痿痹不仁

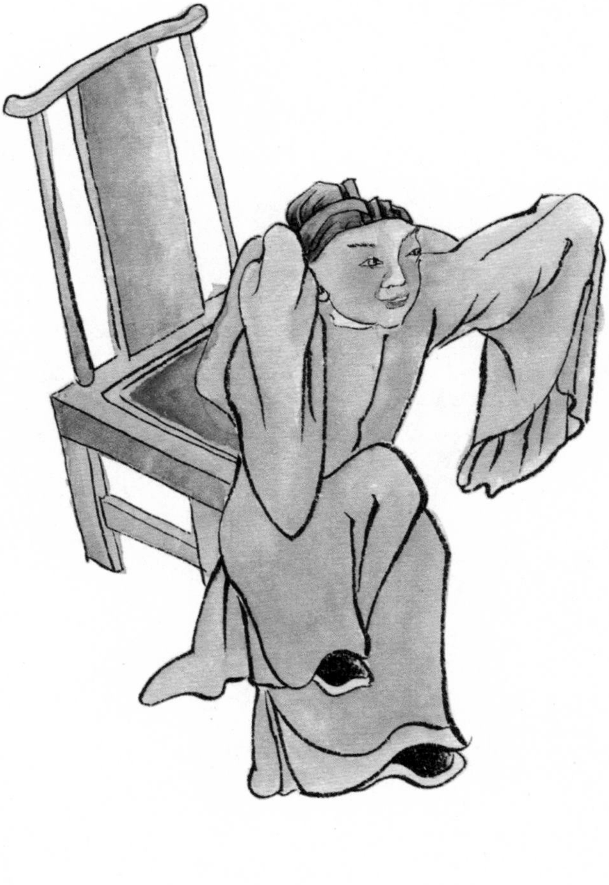

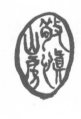

原文

或问："欲养血脉[1]如何？"曰："宜平立徐步，以两手左右舞，两足左右蹈，运片时，叩齿三十六，养血，瘳[2]手足痿痹不仁[3]。"

译文

有人问："想要保养人的血脉，如何使用导引法？"答："宜平正站立，徐徐迈步，用两手左右舞动，两足左右跳动，运气片刻，叩齿三十六次，这种方法可以保养精血，治好手足痿软无力、麻木不仁等病症。"

注释

①血脉：指人体内输送血液之血管，有自心脏以分布于全身者，有自全身以归束于心脏者。十二经络由此而分系统，周身血液亦由此循环流行，不能一刻停阻，阻则为病，停则死矣。《灵枢·九针论》中说："人之所以成生者，血脉也。"《素问·痿论》中说："心主身之血脉。"

②瘳：病愈。

③手足痿痹不仁：痿，手足痿软而无力，百节缓纵而不收也。痹，臂不遂也。不仁，肌肤麻木，不知痛痒。

或問寒熱攻伐
如何曰宜穿膝
坐拗頭左右顧
以左手盡力托
俟額汗出冲散
風氣寒熱自退

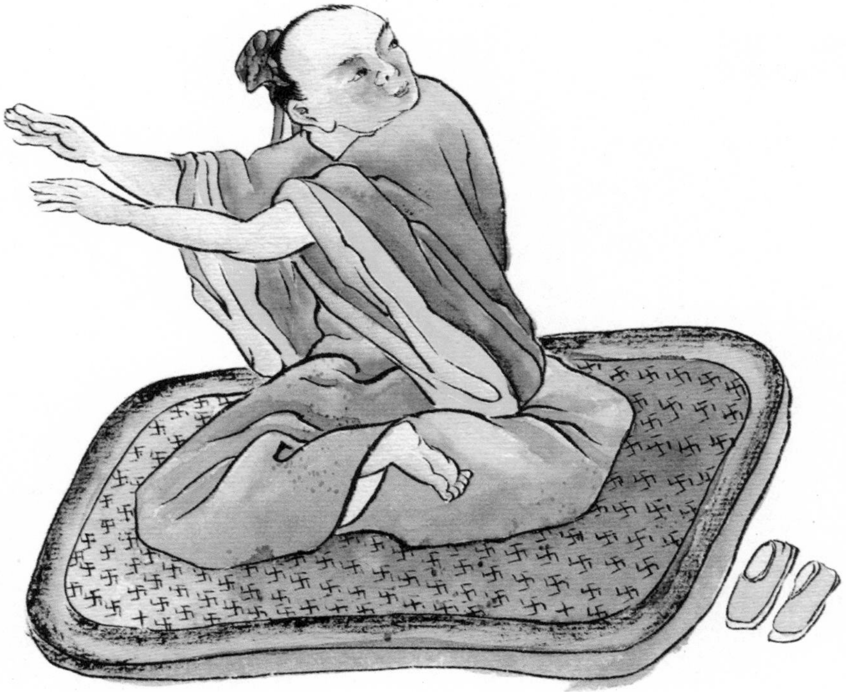

原文

或问："寒热攻伐[1]如何？"曰："宜穿膝坐，拗头左右顾，以左手尽力托，俟[2]额汗出，冲散风气，寒热自退。"

译文

有人问："寒热之邪侵犯人的身体，如何用导引法进行治疗？"答："宜穿膝坐，翘起头部左右顾盼，用左手尽量用力托举，等待汗出，冲散风邪之气，寒热自会消退。"

注释

①寒热攻伐：寒热之邪侵犯人的身体。

②俟：等待。

或問遺精如何
曰正坐疊手按
脞轉身拗頭左
右六七度然後
叩齒咽液充腎
虛精不遺矣

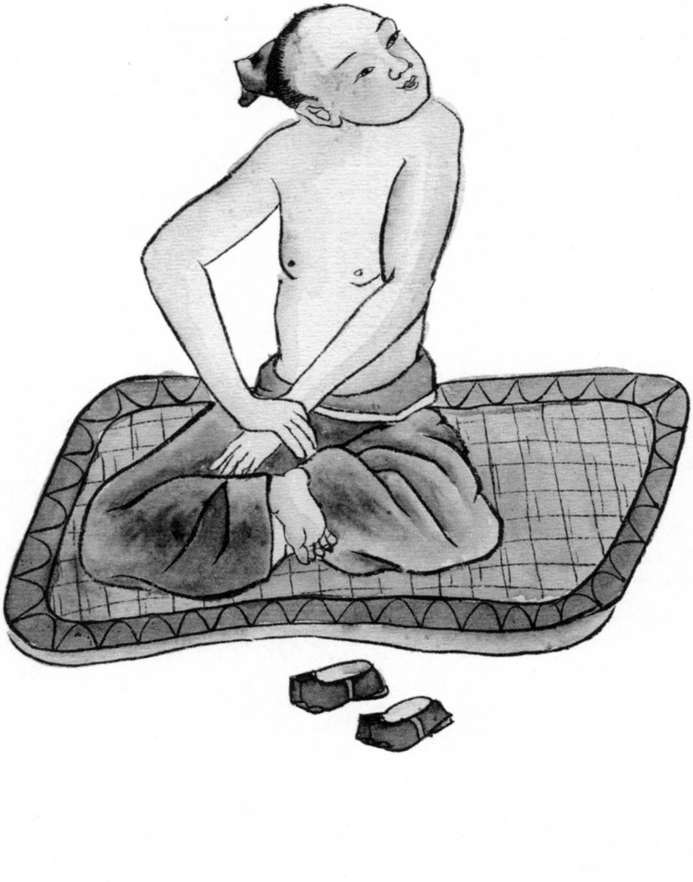

原文

或问："遗精[①]如何？"曰："正坐叠手按胜[②]，转身拗头，左右六七度，然后叩齿咽液，充肾虚，精不遗矣。"

译文

有人问："遗精如何用导引法进行治疗？"答："宜端正坐，两手相叠按于大腿上，转身摇头，左右摇转六七次，然后叩动牙齿，吞咽口中津液，可以使肾气充足，精液就不会外遗了。"

注释

①遗精：梦时精液外遗也。《金匮要略·血痹虚劳病脉证并治》中说："夫失精家，少腹弦急，阴头寒，目弦发落，脉极虚芤迟，为清谷，亡血，失精。"

②胜：音bì，同髀，大腿。

或問欲煉元精如何曰宜兩手踞屈壓一般直伸一股左右手盡力運片時然後叩齒咽液則血氣剛强元精真固矣

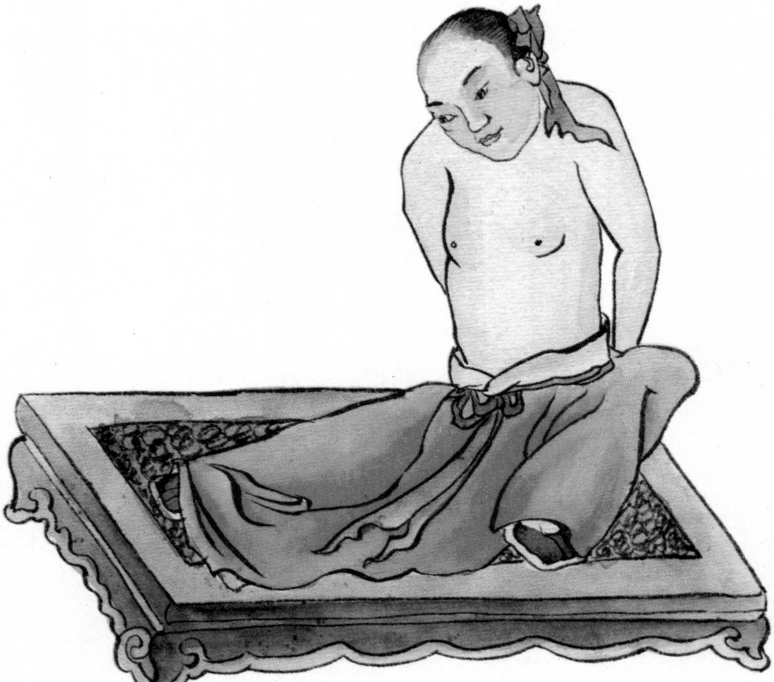

原文

或问："欲炼元精[1]如何？"曰："宜两手踞屈压一般，直伸一股，左右手尽力，运片时，然后叩齿咽液，则血气[2]刚强，元精真固矣。"

译文

有人问："人的精气如何用导引法来保养？"答："宜两手弯曲压在臀部，伸直一条腿，左右手用力，运气片刻，然后叩动牙齿，咽下口中的津液，这样，人的气血就会强健，精气就会充盈。"

注释

①元精：指五脏六腑的精气。《灵枢·经脉》中说："人始生，先成精，精成而脑髓生。"《灵枢·决气》中说："两神相搏，合而成形，常先身生，是谓精。"《灵枢·大惑论》中说："五脏六腑之精气，皆上注于目，而为之精。"

②血气：血，为人体流质之一种，灌注经脉之中，营养身体各部，且能排泄废物。《灵枢·决气》中说："中焦受气取汁，变化而赤，是谓血。"《灵枢·本脏》中说："血和则经脉流行，营覆阴阳，筋骨劲强，关节清利矣。"气，为营养人体的精微物质。精神者，所以奉生而周于性命者也。《灵枢·决气》中说："上焦开发，宣五谷味，熏肤，充身，泽毛，若雾露之溉，是谓气。"人得五谷之养，血脉充盈，百骸受泽，于是元气充足于周身。

或問感氣停食如何曰宜平立退步拗頭左右顧易左右如引弓以運片時主散氣食之養也

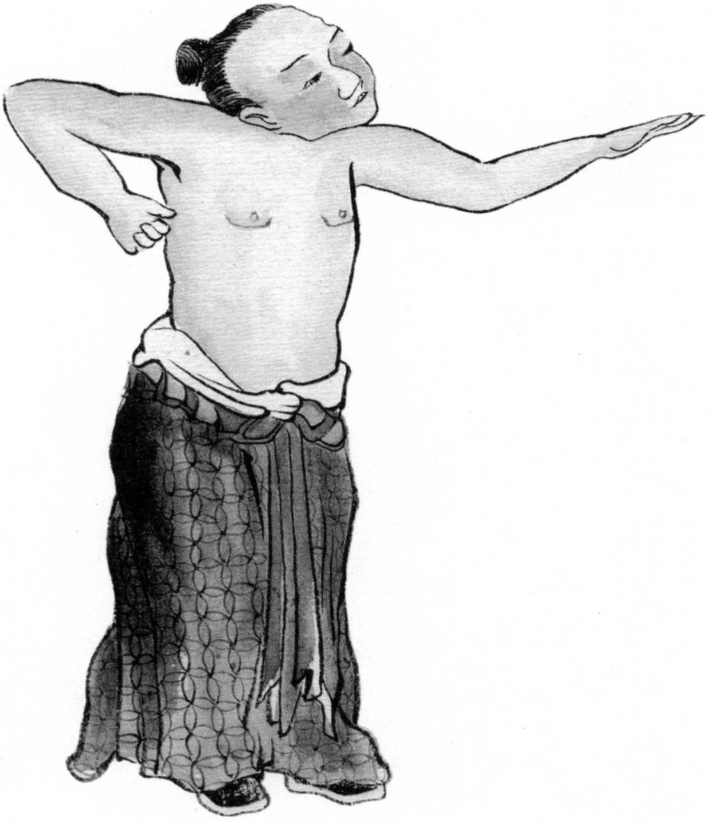

原文

或问："感气停食[1]如何?"曰："宜平立，退步，拗头，左右顾易，左右如引弓，以运片时，主散气食之养也。"

译文

有人问："感受邪气引起的消化不良，如何用导引法进行治疗?"答："宜平正站立，退步，翘起头部，左右顾盼，左右手如拉弓射箭状，运气片刻，能散邪气，帮助消化。"

注释

①感气停食：感受邪气引起的消化不良。

或問濕腫如何
曰宜屈股坐伸
兩手攀一足盡
左右膝中力放
而復收俟四股
汗出是運滯血
濕腫之患

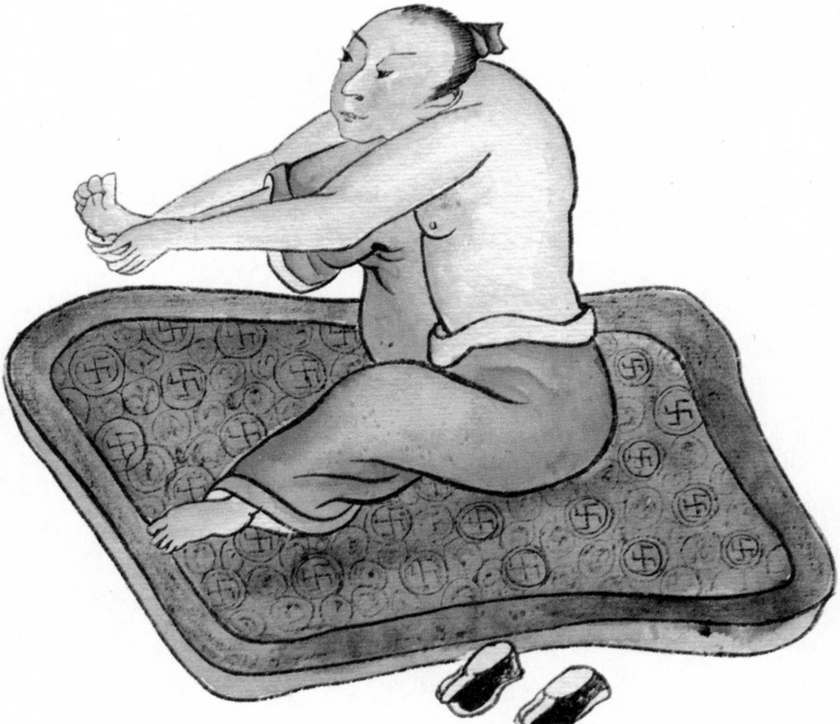

原文

或问："湿肿[1]如何？"曰："宜屈股坐，伸两手攀一足，尽左右膝中力，放而复收，俟四股汗出，是运滞血[2]湿肿之患。"

译文

有人问："因湿而肿的病症，如何用导引法进行治疗？"答："宜弯曲腹股而坐，伸出两手，握住一足，尽量使用左右膝中的力量，放松腿部肌肉，再收紧腿部肌肉，反复进行，等待四肢汗出，这样就能疏通瘀血，消除湿肿的病症。"

注释

①湿肿：指因湿而肿的病症。此症全身皆肿，而自腰至足尤甚，气或急或不急，大便或溏或不溏。

②滞血：即蓄血，血液瘀结不行也。此症因起居失节，血液凝滞不行而为病。瘀在上者，则烦躁漱水不欲咽；瘀在下者，多谵语如狂，发黄，舌黑，小腹闷，小便长，大便黑，脉必沉实。

或問元氣不足如何曰宜曲肱而枕一手按命門挽足跟抵谷道運片時則水火交濟立助其陽

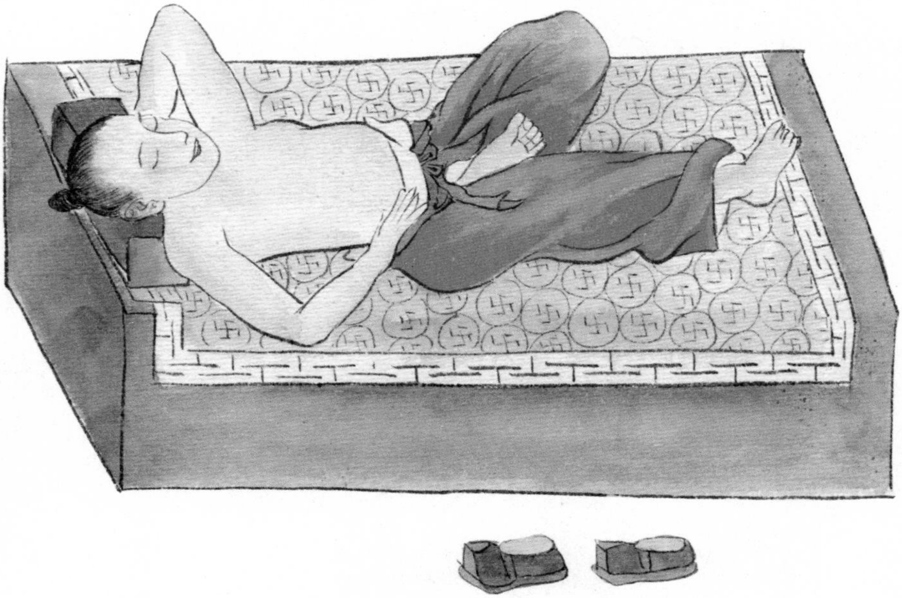

原文

或问："元气[1]不足如何？"曰："宜曲肱而枕，一手按命门[2]，挽足跟，抵谷道[3]，运片时，则水火交济[4]，立助其阳。"

译文

有人问："人的元气不足，如何用导引法进行保养？"答："宜弯曲肱骨，枕于头下。另一手按命门穴，屈腿提起足跟抵于肛门，运气片刻，则人体阴阳平衡，能立刻鼓舞阳气的复苏。"

注释

①元气：指人身的正气。《灵枢·决气》中说："上焦开发，宣五谷味，熏肤，充身，泽毛，若雾露之溉，是谓气。"人得五谷之养，血脉充盈，百骸受泽，于是元气充足于周身，九窍毛孔皆为气所出入之处，最主要的是指口鼻的呼吸。

②命门：穴位名，在十四椎下，属督脉。

③谷道：肛门以内之称。

④水火交济：水为阴，火为阳，水火交济，指体内阴阳平衡。

或問子不能得如何曰宜選子日子時而卧以兩手拗頭兩股過臍而運陽剛之氣以榮精科乃種子之妙道也

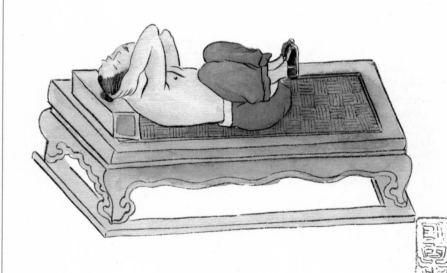

原文

或问："子不能得[1]如何?"曰："宜选子日子时[2]而卧，以两手拗头，两股过脐而运阳刚之气，以荣精科[3]，乃种子之妙道也。"

译文

有人问："患男性不育症者如何用导引法进行治疗?"答："宜选择子日子时躺卧，用两手抱头，两股弯曲过脐，运动阳刚之气，使生殖系统功能健旺，这是生子的奇妙方法。"

注释

①子不能得：即男性不育。

②子日子时：子日，古人用干支纪日法，60天一个轮回，每12天有一个子日。子时，指夜里十一点至次日凌晨一点。

③精科：指男性的生殖系统。